Docteur Louis CRENN
MÉDECIN-MAJOR DE 2e CLASSE DES TROUPES COLONIALES

Notes d'ophtalmologie

sur

MADAGASCAR

PARIS
A. MALOINE, ÉDITEUR
25-27, RUE DE L'ÉCOLE-DE-MÉDECINE, 25-27

1910

Notes d'ophtalmologie

sur

MADAGASCAR

PRÉFACE

En publiant ces « Notes d'ophtalmologie sur Madagascar », nous désirons surtout être utile aux médecins européens et indigènes établis dans le pays et aux camarades du corps de santé appelés à servir dans la colonie.

Nous nous abstiendrons autant que possible, au cours de ce travail, de tout aperçu théorique sur les maladies observées, pour ne citer que des faits. Nous n'avons pas voulu cependant éviter les questions étiologiques, lorsqu'elles ont semblé présenter quelques particularités locales. Nous signalons toujours les maladies rarement observées dans la colonie, et dont le diagnostic demande beaucoup de circonspection.

Nous avons pensé aussi que ce modeste travail pourrait présenter plus tard quelque intérêt documentaire. Chez les peuples nouveaux, les maladies subissent une évolution rapide ; c'est ainsi que les cas de cécité causés à Madagascar par la variole, jadis très fréquents, deviennent de plus en plus rares et tendent à disparaître, tandis que le trachome, inconnu à l'heure actuelle dans la colonie, sera fatalement importé et se répandra rapidement.

Il est donc utile de fixer la situation pathologique d'un pays, ne serait-ce que pour éviter à nos successeurs les anachronismes les plus grossiers qui se commettent si allégrement. N'affirme-t-on pas déjà en France, dans des milieux scientifiques, que l'épidémie de paludisme de Tananarive avait été provoquée par les travaux des deux Gares, travaux qui n'ont été commencés que trois années plus tard? D'autres ne disent-ils pas que la puce-chique, inconnue cependant dans l'île en 1899, existait dans certaines régions de l'Ouest avant l'Expédition française?

Dix années de séjour, passées dans dix-huit postes médicaux de ce vaste pays, nous ont permis d'observer, dans presque toutes les régions, la pathologie oculaire des militaires et des colons européens et celle des principales races indigènes de l'île. Nous n'avons d'ailleurs constaté que des différences presque inappréciables entre les maladies oculaires des races noires établies sur la côte et celles des races moins teintées, Hova et Betsileo qui vivent sur les plateaux à plus de 1.000 mètres au-dessus du niveau de la mer.

Notre connaissance de la langue hova et des principaux dialectes parlés dans l'île a facilité nos relations avec les Malgaches. D'autre part, la plupart des médecins européens et beaucoup de médecins indigènes ont eu l'amabilité, surtout pendant ces trois dernières années, de nous envoyer des malades, même des provinces les plus éloignées. Nous adressons nos meilleurs remerciements à tous et spécialement à M. le Dr Fontoynont, directeur de l'École de Médecine de Tananarive, qui a bien voulu mettre à notre disposition quelques lits de son service de chirurgie à l'hôpital indigène.

Sans son extrême bienveillance, beaucoup de miséreux n'auraient pu recevoir nos soins et surtout se faire opérer. Le prix du moindre pansement, même gratuitement appliqué, paraît très élevé dans un pays où les valets des Européens et les ouvriers d'art sont considérés comme des riches bourgeois, et où les médecins indigènes, même diplômés des facultés de

France, éprouvent des difficultés à se faire donner cinquante centimes par consultant.

Nous exprimons aussi notre respectueuse gratitude à nos chefs militaires dont les encouragements nous furent souvent précieux, à MM. Clarac, Rangé et Vaysse, directeurs successifs du Service de Santé de la colonie, et à M. Lafage, médecin principal de première classe des troupes coloniales.

Pleyben, 10 juin 1910.

LÉSIONS OCULAIRES DANS LES MALADIES GÉNÉRALES

Parmi les maladies générales qui provoquent souvent des lésions oculaires, trois surtout, le paludisme, la syphilis et la lèpre, sont très communes à Madagascar. Cependant la malaria qui cause à elle seule les deux tiers environ de la morbidité générale de la colonie, semble n'avoir provoqué qu'un nombre très restreint de manifestations morbides dans l'organe de la vision.

1° Paludisme

A. — *Intensité du paludisme.* — Madagascar est peut-être, depuis ces dernières années, le pays où la malaria sévit avec le plus d'intensité.

La fièvre, jadis limitée à la zone côtière et aux pentes boisées des plateaux, a envahi peu à peu l'Imerina par une marche progressive de l'ouest à l'est, décimant la race hova très prolifique mais peu résistante. Ce fut de 1901 à 1906, une succession d'épidémies palustres ravageant, l'une après l'autre, les vallées les plus riches et les plus peuplées de la pente occidentale du plateau et atteignant enfin, il y a quatre ans, la ville de Tananarive.

Nous avons passé plusieurs années dans les divers foyers de l'épidémie et nous avons vu, dans les gouvernements de l'Imamo et d'Ambatolampy, pendant le premier semestre seulement de 1903, 48.193 paludéens venant demander des soins dans les dispensaires et 4.731 décès dus à la fièvre sur une population de 186.144 habitants.

L'année précédente l'épidémie avait sévi aussi dans une

partie du district de l'Imamo et à Arivonimamo même. Voici ce qu'écrivait à ce sujet, M. le Dr Devaux, médecin major des troupes coloniales, qui avait été envoyé dans cette contrée :

« L'épidémie s'est circonscrite dans certaines régions ; à Imerintsiatosika, en mai et en juin, il y a 498 décès pour 67 naissances. La mort a surtout frappé les adultes (415) et de préférence les femmes (227).

«... Et ce que ne disent pas les chiffres mais que j'ai pu voir directement et qu'en qualité de médecin habitué aux Malgaches depuis longtemps, j'ai pu apprécier, c'est la misère physiologique qui se lit sur nombre de visages dans les centres populeux où je suis allé moi-même donner des soins : le teint jaune caractéristique de la cachexie ; les lèvres, les conjonctives et les oreilles exsangues prouvant une déglobulisation extrême ; le ventre de batracien symptomatique d'une hypertrophie énorme de la rate ; la démarche essoufflée indiquant le surmenage du cœur... tout cela se remarque à première vue chez une multitude de gens. Ils ont pour quelques mois ou quelques années au plus à vivre. »

Ce même spectacle lamentable s'est offert à nos yeux dans les villages si peuplés, échelonnés sur les bords de la Katsaoka et de l'Andromba, affluents importants de l'Ikopa.

Ces violentes épidémies ont laissé après elles du paludisme endémique qui, chaque année, de février à juin, sévit d'une façon intensive et provoque encore d'assez nombreux décès. La généralisation de la malaria est devenue telle sur ces plateaux jadis si vantés pour leur salubrité, qu'il est rare actuellement de trouver un malade qui n'ait pas du paludisme dans ses antécédents.

La plupart des médecins européens et indigènes établis dans le pays m'ayant fait l'honneur de m'adresser, pendant ces trois dernières années, les malades atteints d'affections de l'organe visuel, c'est à un chiffre de 200.000 fiévreux au moins qu'il faudrait rapporter les observations suivantes des lésions oculaires provoquées par le paludisme.

B. — *Maladies de l'œil d'origine palustre.* — Elles sont réellement peu nombreuses par rapport à la foule des paludéens observés dans la colonie. Nous n'en avons rencontré que 20 cas qui comprenaient les affections suivantes :

15 maladies du nerf optique ou de la rétine ;

3 hémorragies dont 2 rétiniennes ;

1 amaurose de l'œil droit ;

1 glaucome de l'œil gauche.

Toutefois l'étiologie palustre de cette dernière affection ne nous semble pas très nettement établie.

Les lésions du *nerf optique* et de la *rétine* comprenaient les maladies suivantes :

2 rétinites ;

2 névro-rétinites ;

9 névrites intra-oculaires ;

et 2 atrophies d'origine inflammatoire.

Chez tous ces malades, la choroïde nous a paru saine.

L'atrophie du nerf optique d'origine palustre est peut-être plus fréquente ; mais parmi les cas observés nous n'avons retenu que ceux qui étaient nettement causés par le paludisme sans qu'aucune autre maladie ne puisse être incriminée. Il s'agissait de deux indigènes adultes : l'un était complètement aveugle ; l'autre avait une vision de 1/10. Ces malades qui n'avaient pas d'autres antécédents morbides, avaient eu les yeux atteints du dixième au quinzième jour d'une fièvre paludéenne grave ; ils nous étaient adressés par leurs médecins dès leur entrée en convalescence. Il y eut une petite amélioration de la vue chez celui qui n'était pas tout à fait aveugle.

Les deux *rétinites* se sont présentées, l'une chez un artilleur européen et l'autre chez un Malgache âgé de 30 ans. Dans les deux cas, l'affection survint brusquement, au cours d'une fièvre paludéenne intermittente quotidienne. Les deux yeux étaient atteints mais inégalement.

La guérison complète fut obtenue, chez ces deux malades, par des injections de chlorhydrate de quinine et un traitement arsenical.

Dans les deux cas de *névro-rétinite*, il s'agissait d'un soldat d'infanterie coloniale et d'une femme indigène. Le premier qui était en traitement pour fièvre à l'hôpital militaire de Tananarive a guéri en trois semaines et conservé une acuité de 9/10 ;

nous n'avons pas revu la malade indigène qui nous avait été adressée par un confrère d'une localité assez éloignée.

Les neuf cas de *névrite optique* ont donné cinq guérisons complètes et deux améliorations. Deux malades n'ont pas été revus.

Trois n'avaient que des lésions unilatérales; les autres présentaient des névrites doubles mais inégalement développées dans les deux yeux. Il s'agissait d'un soldat européen et de huit malades indigènes. Tous avaient des manifestations paludéennes intensives et six présentaient une anémie très prononcée.

La marche de ces lésions rétiniennes et névritiques causées par le paludisme a toujours été rapide dans tous les cas observés et s'est accompagnée, dès le début, de troubles subjectifs très sensibles, tel un brouillard intense ou une baisse rapide de la vision.

Le traitement prescrit comprenait des injections quotidiennes de sels de quinine (1 gr. au moins), une médication arsenicale intensive (arrhénal ou atoxyl) dès que le foie paraissait en état de la supporter, et une alimentation tonique donnée aussitôt que possible.

Les *hémorragies rétiniennes* que nous avons observées concernaient deux malades atteints de cachexie palustre.

Un artilleur en traitement pour paludisme à l'hôpital militaire de Tananarive n'avait que 1.360.000 globules. Il présenta brusquement des hémorragies disséminées dans ses deux rétines, les unes petites, d'autres formant de véritables flaques. On établit immédiatement un traitement composé de purgatifs salins à faible dose, d'injections de quinine et d'arrhénal. Aucune hémorragie nouvelle ne se produisit. OD a conservé une vision presque normale mais OG qui avait une vaste flaque sur la macula a perdu sa vision centrale.

Dans le deuxième cas, il s'agissait d'un jeune indigène de 13 ans qui présenta, dans les deux yeux une hémorragie limitée à la macula, ronde, à bords nettement circonscrits, ayant débuté le dixième jour d'une fièvre paludéenne grave. Ce malade conserva un scotome central complet.

Nous rapprochons de ces deux cas cette observation d'une

femme indigène, âgée de 20 ans, atteinte d'une vaste *hémorragie sous-conjonctivale*. Souffrant depuis longtemps de paludisme elle se couche le 20 mars 1900 à deux heures de l'après-midi sous l'influence d'un accès de fièvre. A six heures elle remarque avec terreur une vaste nappe hémorragique à la partie inféro-nasale de sa cornée gauche et intéressant un vaste secteur de la conjonctive. Elle affirme n'avoir ni toussé, ni vomi, ni fait aucun effort.

Dans le cas d'*amaurose* que nous croyons pouvoir attribuer au paludisme, il s'agit d'un indigène âgé de 18 ans, commerçant à Fanovana. Impaludé de longue date et porteur d'une grosse rate, il a, dans la soirée du 17 février 1900, un accès de fièvre très violent. A son réveil le lendemain matin il constate qu'il ne voit plus de son œil droit. A l'examen, il présente un point noir visible sur la papille au confluent des branches artérielles. La rétine est pâle ; les vaisseaux sont diminués de volume. Nous lui prescrivons 35 grammes de sulfate de soude et une injection de 1 gramme de quinine.

Le lendemain, le malade voit d'une façon parfaite et la circulation rétinienne est normale. On ne voit plus de point noir sur la papille.

Nous avons pensé à un amas de pigment arrêté au confluent des vaisseaux peut-être dégénérés ou enflammés, et qui se serait dissocié. Une apoplexie des gaines du nerf optique n'aurait pas été suivie d'une guérison aussi rapide.

Le *glaucome inflammatoire* où le paludisme a semblé jouer un rôle, sera entièrement décrit dans le chapitre qui traite de cette affection.

Nous n'avons jamais observé ni une affection du tractus uvéal, ni une inflammation de la choroïde, ni une maladie de la cornée et de la conjonctive où le paludisme ait paru avoir un rôle étiologique.

Sauf le cas d'amaurose auquel nous attribuons une autre cause, toutes les lésions oculaires d'origine paludéenne que nous avons observées, semblent dues à des *phénomènes toxiques* ou à des *troubles anémiques* et à ces deux causes-là seulement. C'est pourquoi le paludisme provoque, malgré son intensité, si peu de manifestations oculaires et que les affections nerveuses de l'œil rétrocèdent si complètement dès que l'apport des toxines paludéennes se trouve arrêté.

C. — *Troubles oculaires pendant l'accès de fièvre.* — Pendant l'accès de fièvre, on observe presque toujours les symptômes suivants: une augmentation de la sécrétion lacrymale, une congestion légère de la conjonctive palpébrale, un peu de congestion de la rétine et de la papille. L'iris, souvent en myosis au début de l'accès, présente ensuite une légère mydriase. La photophobie existe presque toujours mais elle est très variable selon les sujets observés.

Le pouvoir de convergence et d'accommodation est parfois diminué. Certains malades astigmates ou hypermétropes cessent de corriger leur vision pendant l'accès et même plusieurs heures après qu'il est fini. Nous avons observé, entre autres, un fonctionnaire du service judiciaire atteint d'hypermétropie (OD=+2.50 et OG=+0.50) qui, à la suite de chaque accès de fièvre, même léger, ne pouvait lire pendant vingt-quatre heures. Une correction de sa vue fit disparaître pour toujours cette amblyopie malgré la persistance des manifestations paludéennes.

2° Syphilis

La syphilis héréditaire et la syphilis acquise sont très communes à Madagascar. Elles provoquent les mêmes lésions oculaires qu'en Europe, comme nous le verrons plus loin dans l'étude des diverses parties de l'œil.

3° Lèpre

Les malades groupés dans les léproseries présentent souvent des manifestations oculaires, surtout des lésions cornéo-sclérales ; elles sont parfois accompagnées d'iritis. Cependant les lépreux aveugles ne sont pas très nombreux.

Nous avons opéré cinq cataractes séniles chez des lépreux. Malgré l'iridectomie — et même peut-être à cause d'elle, — nous avons eu trois insuccès complets. La plaie cornéenne se fermait bien ; mais il s'établissait une iritis plastique que rien ne pouvait arrêter et qui aboutissait fatalement à la cécité de l'œil opéré. Aussi, dans les deux cas heureux, nous nous sommes prudemment abstenu d'opérer le second œil.

4° Maladies éruptives

Le nombre des cas de cécité causés par la *variole* est encore fort élevé dans l'île. Nous en avons vu quatorze.

Il s'agissait généralement d'accidents anciens car cette maladie devient très rare, grâce aux nombreuses vaccinations pratiquées tous les ans et aux mesures énergiques mises en vigueur dès qu'un malade est signalé.

Autrefois les épidémies étaient fréquentes à cause de l'habitude qu'avaient les Malgaches de changer les « lamba » des morts dans les tombeaux de famille et d'y rapporter les cadavres de leurs parents, même des régions les plus lointaines de l'île, sans aucune des précautions imposées par l'hygiène et sans se préoccuper de la cause du décès.

La *rougeole* a provoqué trois ophtalmies graves pendant l'épidémie de 1908. L'une d'elles, compliquée d'ulcère de la cornée, amena la formation d'un staphylome volumineux chez un jeune malade.

5° Tuberculose

C'est une affection peu répandue dans la colonie. Les tuberculoses locales surtout sont très rares.

La tuberculose pulmonaire ne s'accompagne pas de lésions à distance; elle a même peu de tendance à former, dans le poumon, des lésions ouvertes, ce qui expliquerait la rareté de la contagion malgré la mauvaise hygiène des habitants.

Nous avons recherché systématiquement les lésions oculaires chez nos malades, mais toujours la choroïde et l'iris étaient sains.

6° Diabète et albuminurie

Le diabète a causé, chez des indigènes, quatre cataractes opérées avec un résultat satisfaisant et six rétinites. Malgré des examens successifs, nous n'avons jamais observé une seule tache hémorragique chez ces derniers malades.

L'albuminurie n'a provoqué, à notre connaissance, qu'un cas de rétinite. Il est vrai que nous n'avons observé aucun mal de Bright chez les indigènes pendant tout notre séjour dans la colonie.

7° Intoxications

Les intoxications alimentaires causées par de la viande avariée sont assez fréquentes. Les troubles oculaires se bornent à une dilatation de la pupille et à un peu de sécheresse de l'œil. Nous n'avons pas observé de paralysie.

Malgré les tonnes de quinine employées chaque année dans la colonie et les doses élevées (1 gr. 50, 2 gr. et même plus) données fréquemment aux malades et parfois pendant plusieurs jours, nous n'avons jamais constaté un trouble oculaire causé par ce médicament. Nous pensons qu'il faut des doses très élevées pour provoquer des accidents oculaires. A Madagascar la quinine est en vente partout, se délivre sans ordonnance à cause du traitement préventif ; des flacons de cet alcaloïde se trouvent sur toutes les tables européennes et le contenu est absorbé sans pesée et sans aucune attention. Son usage provoque même assez souvent des tremblements des mains, de la surdité, du vertige, des hématuries et surtout, chez la femme, des métrorragies.

L'absence de symptômes oculaires paraît donc assez étonnante.

Nous avons observé un cas d'empoisonnement par une des nombreuses solanées si communes dans l'île. Il s'agissait d'une fillette de 4 ans qu'un sorcier avait voulu guérir de la fièvre par une infusion de plantes. La dilatation pupillaire persista quatre jours ; les autres troubles disparurent dès le deuxième jour.

ANOMALIES ET AFFECTIONS CONGÉNITALES DE L'ŒIL

Ce genre d'affections ne semble pas très commun à Madagascar où, pendant nos trois séjours successifs, nous n'avons relevé que les 13 cas suivants :

1 colobome irien typique incomplet ;
3 cas de persistance de filaments pupillaires ;
1 cataracte polaire postérieure ;
2 cas de plaques myéliniques sur la rétine ;
1 observation d'iris bleus chez une négresse ;
1 kératite parenchymateuse congénitale.

Dans ce dernier cas, il s'agissait d'un enfant d'un an dont les deux cornées étaient d'un bleu laiteux, plus prononcé sur les bords qu'au centre. A la loupe binoculaire, l'épithélium paraît absolument sain et la teinte bleue se résout en une foule de noyaux blanchâtres situés dans le parenchyme cornéen. Cet enfant était malingre. Nous ne l'avons plus revu.

Les parents et le médecin qui les accompagnait, nous ont affirmé que ce malade présentait cette affection de la cornée au moment de sa naissance.

Dans l'observation d'iris bleus, il s'agissait d'une fillette de 9 mois, Rakala, de Tsaralalana, Tananarive. Cette enfant, très noire de corps et de cheveux, paraît avoir une santé robuste et n'être atteinte d'aucune maladie.

Le père, un ouvrier maçon nommé Ralaijaka, âgé de 30 ans, et la mère, Ravao, âgée de 20 ans, sont aussi très noirs et jouissent d'une excellente santé.

Tous deux affirment avec la plus grande fermeté qu'à l'âge de 2 mois, l'enfant avait encore les iris très foncés et que le changement de couleur s'est opéré peu à peu, du deuxième au quatrième mois.

La couleur bleue des deux iris est symétrique dans les deux

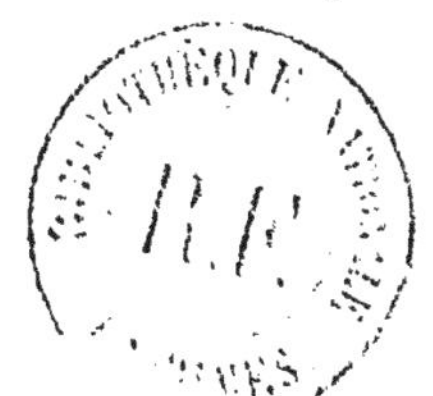

yeux ; la zone interne est d'un bleu clair et la zone externe d'un bleu foncé.

En serait-il ainsi s'il s'agissait d'une affection morbide, d'un cas de vitiligo localisé ?

L'iris semble sain ; ses mouvements sont normaux ; la rétine est normalement pigmentée et même très foncée.

MALADIES DES PAUPIÈRES

Les *folliculites*, les *chalazions*, les *blépharites* aiguës ou chroniques sont des affections très communes dans l'île, les maladies glandulaires des paupières sont même plus fréquentes qu'en France, surtout pendant la saison sèche où la poussière argileuse soulevée par le vent forme de véritables nuages.

L'extension de l'érysipèle de la face aux paupières a été observée huit fois: il fut compliqué trois fois d'un phlegmon du sac lacrymal.

Grâce à l'absence du trachome dans la colonie, les *déformations* des paupières sont assez rares et n'ont présenté que neuf interventions chirurgicales pratiquées pour les affections suivantes: deux trichiasis et deux entropions dus à des inflammations chroniques; quatre ectropions cicatriciels et un blépharochalasis très volumineux.

La *paralysie* de l'orbiculaire est la plus fréquente de toutes les paralysies oculaires que nous avons observées. Nous en avons rencontré quatorze cas accompagnés de paralysie faciale et quatre cas de ptosis seulement. Chez la plupart de ces malades, la syphilis semblait être la cause de l'affection.

Nous n'avons pas vu de *tumeur maligne* des paupières; mais les tumeurs granuleuses dues à des chalazions ulcérés sont souvent observées.

Toutes ces affections ont eu une marche normale, sans aucun caractère spécial. De tous les malades que nous avons observés pour des affections de la paupière, les trois suivants seulement nous ont semblé présenter quelques particularités:

Dans le premier cas, il s'agissait d'un indigène de Beforona, âgé de 35 ans, qui fut soigné en 1905 à l'ambulance de Fanovana, pour un *ulcère phagédénique* de la paupière supérieure droite. Cet ulcère était profond et couvrait toute l'étendue du tarse; il guérit cependant sans provoquer d'ectropion ni de ptosis. Naturellement aucune cautérisation ne fut faite.

Le second malade, un indigène de 2 ans, présentait une *chéloïde cicatricielle* volumineuse de la paupière supérieure gauche. Pendant le cours d'une rougeole, il s'était fait accidentellement une petite excoriation de la paupière qui avait suppuré pendant quelques jours. La chéloïde avait pris naissance en cet endroit et datait de cette époque.

Elle gênait la vision quand les yeux regardaient en haut. Nous n'avons pas cependant accepté de l'opérer par crainte de récidive.

Dans le dernier cas il s'agissait d'un *chancre syphilitique* situé à la partie postérieure du tarse supérieur et que nous n'avons diagnostiqué qu'après guérison.

Voici le résumé de cette observation:

X..., Européen, occupant une situation honorable, marié, père de deux enfants, ayant une vie très calme et très régulière, vint en juin 1909 nous demander nos soins pour une ulcération de la face interne du tarse, peu profonde, ayant la taille d'une pièce de vingt centimes, à bords nets, entourée d'une aréole large d'un rouge très vif et noyée dans un pus blanchâtre assez épais. Le ganglion préauriculaire était gros et dur; une inflammation de moyenne intensité s'étendait à la conjonctive entière, y compris la bulbaire. L'œil et la cornée étaient sains. X... nous avait accusé, de bonne foi, un corps étranger; nous l'avions cru volontiers et nous avions pensé à une plaie infectieuse provoquée par sa présence.

Sous l'influence de lavages antiseptiques et d'une pommade iodoformée, l'œil était guéri depuis un mois environ lorsque le médecin traitant m'appelle en consultation.

Notre malade présentait une roséole extrêmement nette. Un examen de la paupière montre, sur la face interne, une cicatrice lisse, épaisse, aussi dure que du cartilage.

Nous examinons en outre un des enfants, une fillette de 3 ans environ, qui présente constamment depuis quatre ou cinq mois des éruptions dans la bouche. Elle avait en ce moment des plaques muqueuses très nettement caractérisées.

Tous les autres membres de la famille paraissent avoir échappé à la contamination.

C'est sans doute la fillette dont la syphilis est antérieure qui a contaminé le père. Mais nous n'avons pu savoir comment cette enfant, récemment arrivée dans la colonie, avait été infectée, ni même retrouver la cicatrice du chancre.

Sous l'influence d'un traitement général tous les accidents ont rapidement disparu.

MALADIES DE LA CONJONCTIVE

La *conjonctivite catarrhale* et l'*ophtalmie phlycténulaire* sont les maladies oculaires les plus communes dans la colonie. Elles ne présentent rien de particulier dans leur évolution.

Des épidémies de *conjonctivite contagieuse* aiguë ont été signalées dans certaines provinces (Fianarantsoa, Ankazobe, etc...) surtout de 1900 à 1902. Elles se sont toujours cantonnées dans quelques districts et parfois même limitées à quelques écoles.

Nous n'en avons observé aucune personnellement.

La *conjonctivite printanière* semble atteindre de préférence les jeunes garçons chez lesquels nous trouvons 24 cas sur les 32 malades observés en 1908 et en 1909. Cette affection apparaît en novembre, dès les premières chaleurs, pour disparaître en juin.

Malgré la fréquence de la blennorragie dans la colonie, nous n'avons soigné que six cas d'*ophtalmie gonococique* chez des adultes ; ils furent tous de moyenne intensité et faciles à guérir. Les deux derniers malades furent traités par l'électrargol et les autres par le nitrate d'argent qui nous a semblé plus actif.

La *conjonctivite folliculaire*, celle qui guérit sans cicatrice, n'est pas rare dans l'île surtout chez les enfants européens ; elle est parfois très tenace chez les sujets anémiés.

La *conjonctivite granuleuse ou trachomateuse* n'existe pas encore à Madagascar dans la population indigène.

Sa présence avait été signalée, en 1902, par un médecin, dans la ville de Majunga. Il s'agissait sans doute de conjonctivite folliculaire simple, car, depuis cette époque, la maladie n'a pas été observée. En décembre 1909, elle n'existait pas dans la région et notre confrère, M. le Dr Bosviel, établi depuis de nombreuses années dans la localité, nous a affirmé n'en avoir jamais observé un seul cas.

A la fin de l'année dernière, il n'y avait également aucun trachomateux indigène en Imerina, à Tamatave, à Sainte-Marie, à Diégo-Suarez ni à Nossi-Bé. Nous n'en avons pas trouvé dans le sud de l'île pendant notre séjour en 1902, et depuis cette date, la présence de l'affection n'y a pas été signalée.

On peut donc affirmer que la population malgache n'est pas encore contaminée, car la conjonctivite granuleuse, quel que soit le traitement appliqué, a une durée très longue et ne peut passer inaperçue. Elle laisse d'ailleurs après elle des stigmates, cicatrices et déformations des paupières, qui permettent toujours de découvrir son existence, surtout lorsqu'on s'adonne spécialement à sa recherche.

Pendant notre séjour dans l'île nous avons observé quatre cas d'importation, une fois chez un Indien et trois fois chez des Européens contaminés en Algérie. L'Indien a quitté la colonie sur nos instances; nous avons demandé le rapatriement de deux Européens qui étaient militaires, et le quatrième malade observé est actuellement guéri.

Mais leur présence dans la colonie démontre clairement que si Madagascar n'est pas encore contaminée à l'heure actuelle, elle ne saurait tarder à l'être à moins que des mesures très énergiques ne soient prises dès maintenant contre les immigrants trachomateux. Les relations commerciales augmentent de jour en jour avec l'Afrique du Sud, le pays Somali, les Indes, l'Algérie et l'Égypte, et tous ces pays possèdent de nombreux granuleux. D'autre part, les matelots et les domestiques Saint-Mariens embarqués à bord des bateaux de commerce peuvent être contaminés pendant leurs voyages et leur séjour en France ou à l'étranger.

Il serait non seulement intéressant mais d'une utilité incontestable d'empêcher la pénétration du trachome dans ce vaste pays; mais les mesures sanitaires rigoureuses, même quand elles ne visent qu'un très petit nombre de malades, sont difficiles à faire accepter par le public lorsque la vie humaine n'est pas directement en cause.

L'Australie aussi est une île et elle a été cependant contaminée il y a quelques années; nous pensons donc que Madagascar ne saurait tarder à l'être.

La *pinguecula* existe chez un tiers environ des habitants ayant dépassé la trentaine ; son aspect graisseux et sa couleur inquiètent parfois l'indigène.

Le *ptérygion* est extrêmement commun. Il gêne souvent la vision mais nous n'avons jamais vu un cas de cécité causé par cette affection même lorsque la tumeur était épaisse, charnue et avait envahi depuis de nombreuses années le centre de la cornée.

L'intensité de la lumière, les nuages de poussière soulevés par la mousson pendant la saison sèche pourraient avoir une importance étiologique dans la production de ces deux affections.

Les *hémorragies sous-conjonctivales*, parfois très étendues, amènent à la consultation des indigènes effrayés par leur brusque apparition. Nous attribuons leur fréquence aux lésions vasculaires produites par le paludisme et par la syphilis.

MALADIES DE LA CORNÉE ET DE LA SCLÉROTIQUE

Maladies de la cornée. — A Madagascar, les affections de la cornée constituent un des groupes les plus importants et les plus intéressants de la pathologie oculaire, tant par le nombre des malades qu'à cause des particularités que certaines maladies ont présentées.

La *kératite phlycténulaire* est l'affection cornéenne la plus répandue dans la colonie mais elle ne présente aucun caractère spécial.

Les abcès et ulcères de la cornée puis la kératite parenchymateuse qui viennent ensuite, par ordre de fréquence, ont présenté des particularités assez intéressantes. Nous allons les examiner successivement.

Ulcères et abcès de la cornée. — Le nombre des malades soignés pour des lésions de ce genre, pendant les deux années 1908 et 1909 seulement, a été de 90.

L'étiologie de leur affection a compris les facteurs suivants :

34 blessures par grains de riz ;
2 traumatismes par des branches d'arbre ;
2 épines barbelées de cactus ;
2 plaies par de la paille de riz ;
1 poil de chenille ;
49 ulcères primitifs ou de cause inconnue.

Nous n'avons pas compris dans cette statistique les ulcères rubéoliques ni ceux qui survenaient comme complication de conjonctivites préexistantes.

Sur 115 aveugles examinés à notre consultation, 16 devaient leur infirmité à des maladies cornéennes ; dans 7 cas, il s'agissait d'ulcères ayant pour cause des traumatismes par grains de riz.

Voici le mécanisme de ces traumatismes :

Le riz, surnommé avec raison le blé des pays chauds, est la principale culture de la colonie. A l'époque de la moisson — de janvier à mai selon les variétés cultivées — le battage se pratique dans une aire en terre argileuse durcie, au centre de laquelle se dressent une ou deux pierres implantées dans le sol et hautes de 0 m. 40 à 0 m. 60.

Pendant qu'une partie des moissonneurs apportent les gerbes et les rangent autour de l'aire, les épis tournés vers l'intérieur, quelques batteurs et batteuses placés au milieu prennent le blé par poignées et en frappent les épis avec force contre la pierre. Les grains jaillissent violemment de tous côtés et vont parfois blesser l'œil du voisin et surtout la cornée du camarade situé en face. La petite plaie ainsi formée, infectée par le grain de riz ou par des microbes préexistants chez le sujet, s'enflamme généralement et il en résulte la formation d'un ulcère.

Sur les 34 cas que nous avons signalés, 26 se sont produits en 1908 et 8 seulement en 1909. Le début de l'année 1908 avait été pluvieux et le riz plusieurs fois submergé vers l'époque de sa maturité, tandis que l'année 1909 fut exceptionnellement sèche.

Les ulcères ainsi provoqués nous ont paru former deux groupes cliniques distincts.

Dans le premier qui se compose de 28 malades, l'affection présentait une marche rapide. Il s'agissait d'une inflammation aiguë ou subaiguë avec injection très forte des vaisseaux périkératiques et une photophobie intense. L'hypopyon et la suppuration à la surface de l'ulcère faisaient rarement défaut ; il y avait une tendance prononcée à la destruction des tissus et à la perforation.

C'est l'ulcère microbien normal.

Dans le deuxième groupe, constitué par 6 malades, l'affection présentait une allure clinique très différente :

L'ulcère était atone, peu douloureux, avait une marche lente et n'était complètement formé qu'au bout d'une quinzaine de jours ; la photophobie était nulle ou bien très faible, ne se produisant qu'à une lumière très vive. Il y avait un peu de larmoiement mais les malades n'éprouvaient qu'une douleur insignifiante.

Aussi aucun d'entre eux ne s'est présenté dès le début de son affection.

Vers le quinzième jour, la lésion cornéenne est encore peu étendue ; mais elle est profonde. La cavité de l'ulcère est remplie par une matière blanche, concrète, très adhérente, difficile à enlever à la pince.

Ce bouchon est entouré dans la cornée, pendant toute la période de progression, d'une zone blanchâtre assez large et dont l'opacité va en s'atténuant depuis les bords de l'ulcère jusqu'au tissu sain et transparent.

Dans cette zone d'infiltration, les lésions sont nettement limitées à la trame cornéenne ; l'épithélium antérieur ne se désagrège que lentement, à mesure que le tissu propre est complètement détruit ; il reste clair et poli au-dessus de la zone de progression. La membrane de Descemet n'a aucune tendance à s'ulcérer et, dans deux cas, elle fit saillie dans la plaie pendant plusieurs jours chaque fois qu'on enlevait le bouchon.

Il n'y avait pas d'hypopyon.

La réaction périkératique est très faible et se borne à la congestion d'un ou de deux vaisseaux du secteur de l'ulcère.

Dans trois cas, un mois environ après le début de l'affection survinrent des adénites du côté atteint. Les ganglions sous-maxillaires et le périauriculaire étaient durs, très bosselés, assez volumineux. Il n'y avait pas de périadénite ; les ganglions étaient nettement séparés les uns des autres et des tissus voisins.

Ces ulcères guérissent lentement, laissent une taie qui, très épaisse au centre, s'éclaircit peu à peu vers la périphérie.

Après l'essai de nombreux traitements, nous avons fixé notre choix sur la médication suivante : ablation du bouchon tous les matins avec un stylet légèrement chauffé auquel il adhère très fortement ; installation d'un collyre à l'atropine, puis application d'iodoforme sur la plaie. Comme ces ulcères ne déversent pas de pus, on peut appliquer jusqu'au lendemain un pansement occlusif.

A la phase de régression, introduction matin et soir de vaseline iodoformée dans l'œil ; traitement ioduré s'il y a des adénites.

Des ensemencements faits dans deux cas donnèrent des cultures pures d'un champignon. Des examens directs des produits de grattage semblent indiquer aussi une affection mycéliale.

Des affections parasitaires de ce genre existent d'ailleurs dans l'île car nous avons soigné, pour des manifestations oculaires, deux malades du service de notre ami, M. le Dr Fontoynont, qui présentaient des lésions généralisées. Chez l'un d'entre eux qui avait des nodules de l'iris, sans réaction violente, tous les ganglions lymphatiques étaient très volumineux. M. Fontoynont a obtenu de belles cultures très pures du champignon parasite.

Kératite parenchymateuse. — Cette affection est très fréquente, surtout chez les Hovas. Nous en avons soigné 76 cas pendant les années 1908 et 1909.

Parmi ces malades, 53 présentaient des symptômes nets d'hérédo-syphilis, 6 avaient des signes insuffisants pour affirmer le diagnostic, et 17 en paraissaient tout à fait indemnes.

Leur répartition par âge comporte :

0 cas de 1 à 5 ans;
16 — 5 à 10 ans;
20 — 10 à 15 ans;
26 — 15 à 20 ans;
4 — 20 à 25 ans;
7 — 25 à 30 ans;
3 au-dessus de 30 ans.

Il s'agissait de 42 femmes et de 34 hommes. Chez 52 malades, les deux yeux étaient atteints; chez 6, il n'y avait que l'œil droit, et chez 18, l'œil gauche seulement. L'affection avait aussi commencé par l'œil gauche chez la plupart des malades dont les deux yeux étaient atteints.

Un quart environ présentaient de la surdité; mais 6 seulement avaient des arthrites légères concomitantes.

Les corps étrangers de la cornée sont assez rares dans la colonie et, pour les années 1908 et 1909 nous ne relevons que 21 cas dont voici le détail :

9 éclats de pierre chez des maçons et des mineurs;
4 grains d'émeri chez des ouvriers divers;
4 poils barbelés de cactus épineux;

1 poil de chenille;
2 débris de paille;
et 1 grain de sable.

Quelques cas de *brûlure* grave, deux ou trois par an, sont causés aux fêtes du 14 juillet par des grains de poudre provenant de fusées. Quelle que soit la partie atteinte, cornée ou conjonctive, il faut être très réservé pour le pronostic, car les lésions sont toujours profondes.

Les *staphylomes cornéens* sont communs mais ne présentent rien de particulier.

Les indigènes atteint de *taies* viennent volontiers demander des soins. Dans deux cas, l'autre œil étant aveugle, nous avons fait des iridectomies optiques.

A la suite d'un tatouage opéré dans le but d'améliorer une vision en supprimant l'éblouissement, beaucoup de Malgaches, des femmes surtout, sont venus, par simple coquetterie, demander cette opération. Il est vrai que les taies sont très visibles et fort laides sur le fond noir des iris foncés. Le tatouage, délicat à doser lorsqu'il s'agit d'yeux clairs, est d'une exécution facile chez le Malgache en deux ou trois séances.

Maladies de la sclérotique. — Quatorze *plaies* et deux *ruptures* de la sclérotique n'ont présenté aucune particularité. Les deux ruptures étaient situées au-dessus de la cornée: dans l'une, l'iris faisait hernie; l'autre avait livré passage au cristallin luxé qui s'était logé sous la conjonctive. La première était due au heurt de l'arcade orbitaire contre une porte et la seconde à un coup sur l'œil.

Les *inflammations* de cette membrane sont assez rares dans l'île. Six malades ont présenté de l'épisclérite boutonneuse et deux de la sclérite diffuse. Tous étaient assez âgés et la plupart avaient des manifestations rhumatismales.

Une fillette de 13 ans, Razafiner... d'Antanimena, a présenté une petite tumeur du volume d'une lentille, arrondie, lisse, siégeant près de la cornée. Cette affection avait tout à fait l'aspect d'une gomme sclérale et nous n'aurions pas hésité pour affirmer ce diagnostic si cette fille avait été atteinte de syphilis acquise. Mais elle présentait de la surdité, une hydarthrose légère des deux genoux avec un point douloureux à la partie supéro-interne des tibias et une dentition typique, symptômes qui ne laissaient aucun doute sur l'hérédité de sa syphilis. Le traitement spécifique (sirop de Gibert), et des applications locales de compresses très chaudes amenèrent la guérison en quinze jours environ, résultat bien surprenant s'il ne s'agissait pas d'une gomme.

Les *ectasies* sont communes, sauf le staphylome postérieur que nous n'avons jamais observé.

Des *taches anormales de pigment*, parfois très étendues se rencontrent souvent, surtout chez les sujets appartenant aux races les plus colorées.

MALADIES DE L'IRIS ET DE LA CHOROIDE

Maladies de l'iris. — Sur 77 cas d'iritis que nous avons observés, 15 étaient de cause inconnue, 29 d'origine rhumatismale et 33 provoqués par la syphilis.

Les malades atteints d'*iritis syphilitique* comprenaient 16 hommes et 17 femmes. Chez les hommes, l'accident oculaire avait apparu :

2 fois de 1 à 3 mois après le chancre ;

6 fois de 3 à 6 mois ;

3 fois de 6 à 10 mois ;

2 fois de 10 à 20 mois ;

1 fois après 20 mois ;

2 malades ignoraient le temps écoulé depuis l'accident initial.

Toutes les femmes ont nié avoir eu un chancre. Cependant la femme indigène avoue volontiers les accidents secondaires et tertiaires qui portent, il est vrai, un nom différent dans la langue malgache.

Malgré son apparition précoce dès le début de la syphilis, cet iritis est généralement bénin. Nous n'avons jamais observé de rechute et la maladie cède très rapidement à un traitement d'intensité moyenne ; l'iris se laisse encore facilement dilater par l'atropine, même si le malade attend plusieurs jours avant de s'adresser à son médecin. Il n'en est pas ainsi chez l'Européen qui, fatigué, anémié par le climat et souvent par le paludisme, supporte difficilement le traitement mercuriel. Dans ce cas, l'énésol donne de meilleurs résultats que les autres sels d'hydrargyre, sans doute à cause de l'arsenic qui s'y trouve associé au mercure.

Les 29 cas d'*iritis rhumatismal* comprenaient 16 femmes et 13 hommes. Un seul de ces malades avait un âge inférieur à

30 ans ; plusieurs avaient eu de nombreuses rechutes ; tous avaient présenté d'autres manifestations rhumatismales.

Enfin, dans 15 cas, nous n'avons pu déterminer la cause de l'iritis.

Nous avons pratiqué 8 iridectomies optiques chez des malades ayant de la séclusion et de l'occlusion pupillaires et nous avons obtenu 6 résultats très satisfaisants et 2 médiocres.

Une femme de 60 ans a présenté un iridodonésis ; elle avait une cataracte en voie de résorption.

Maladies de la choroïde. — A Madagascar, la *chorio-rétinite diffuse syphilitique* est extrêmement commune. Elle semble toujours parfaitement limitée au segment postérieur de l'œil et avoir une préférence pour la rétine et la papille. Après sa disparition elle ne laisse que très rarement, même dans les cas défavorables, un halo atrophique péripapillaire ; l'atrophie papillaire est d'un blanc plus ou moins sale mais n'est jamais jaune.

Soignée à temps, sa marche s'arrête en peu de jours et la guérison complète n'est pas rare : elle est même de règle, chaque fois que la papillite n'est pas très forte. Dès qu'on voit assez nettement la papille, on peut établir le pronostic.

Le traitement que nous avons employé a consisté en une médication mercurielle aussi intensive que possible par frictions aux tempes et par injection de biiodure ou d'énésol. Nous donnons en même temps 1 gramme d'iodure par jour, faisons faire matin et soir des applications très chaudes sur les yeux et pratiquons tous les deux jours des injections sous-conjonctivales de chlorure de sodium.

Nous attribuons la bénignité relative des manifestations oculaires de la syphilis chez l'indigène à l'absence presque complète d'alcoolisme et de tabagisme parmi la population malgache. Mais ces deux intoxications font des progrès dans la colonie. Beaucoup d'indigènes ont déjà perdu leur sobriété et la plupart, au lieu de mâcher le tabac — habitude répugnante mais inoffensive — deviennent fumeurs, usage bien plus élégant mais aussi plus dangereux, surtout dans un pays où l'on a de trois à six cigares pour la modique somme de 5 centimes.

Ce qui fait le danger de la chorio-rétinite syphilitique, c'est qu'elle est extrêmement insidieuse; elle ne se trahit souvent à ses débuts que par un léger brouillard. Aucun de nos malades n'a présenté de la micropsie, de la mégalopsie ni de la métamorphopsie et quatre seulement ont eu une héméralopie prononcée; la vision elle-même ne baisse que lentement et les malades ne viennent que tardivement demander des soins.

La *choroïdite disséminée* est relativement rare et nous n'avons vu que 18 malades dont 11 avaient des foyers anciens disséminés et 7 des taches récentes.

La *scléro-choroïdite* postérieure des myopes n'a été observée qu'une fois et chez un Européen.

AFFECTIONS DU CRISTALLIN ET DU VITRÉ

La *cataracte sénile* est très commune à Madagascar surtout chez la race hova ; elle paraît faire son apparition à un âge moins avancé que dans les pays européens.

La fréquence de la cataracte pourrait être attribuée à l'hypermétropie (cause étiologique importante d'après Schoen), aux troubles nutritifs et artériels d'origine paludéenne et syphilitique et peut-être à une prédisposition de la race hova qui semble d'origine asiatique et on sait qu'en Asie la cataracte est extrêmement fréquente. Nous croyons peu à l'action de la chaleur et de la lumière ; celles-ci sont plus intenses à la côte où les cataractes sont relativement plus rares que sur les plateaux.

Pendant notre séjour à Madagascar nous avons opéré 141 cataractes : nos moyens ne nous ont pas permis d'opérer un plus grand nombre. Les cinq ou six lits mis gracieusement à notre disposition dans son service d'hôpital par notre ami, M. le Dr Fontoynont, suffisaient à peine pour les cas d'urgence (ulcères de la cornée, iritis, etc.). C'est surtout en ville que les opérations ont été faites dans des chambres sales, mal éclairées, très petites, prêtées par des parents ou louées par les intéressés.

Jamais les deux yeux d'un malade n'ont été opérés le même jour, mais à plusieurs semaines d'intervalle ; l'iridectomie a été faite chaque fois. Le noyau est souvent volumineux et nous avons été amené à faire constamment un large lambeau et une discision étendue. Le premier pansement, précédé de l'instillation d'un collyre à l'ésérine, était enlevé le deuxième jour. S'il y avait à ce moment menace ou commencement d'inflammation, il était fait une injection de sérum de Roux, une instillation de collyre à l'atropine et un pansement antiseptique variable selon l'état de l'œil opéré.

Les résultats obtenus comprennent 9 insuccès complets, 16 succès médiocres et 110 très acceptables. Cette statistique n'est pas des meilleures.

Nous avons parlé plus haut des cataractes chez les lépreux et des cataractes congénitales et diathésiques.

Les *affections du vitré* rencontrées dans la colonie se bornent à quelques plaies pénétrantes du globe ou à des troubles accompagnant des chorio-rétinites.

MALADIE DE LA RÉTINE, DU NERF OPTIQUE ET DE L'APPAREIL NERVEUX DE L'ŒIL

Les observations sur les affections de ces organes sont déjà rapportées en partie, à propos du paludisme, du diabète, des maladies de la choroïde, etc... Il ne reste donc que peu de lésions à examiner.

Rétine. — La maladie la plus commune de la rétine est la chorio-rétinite syphilitique.

Les *lésions pigmentaires* de la syphilis sont rares malgré la fréquence de cette affection.

L'*artérite rétinienne* est plus souvent périphérique que postérieure. Elle s'accompagne parfois de névrite mais nous n'avons jamais vu d'hémorragies rétiniennes concomitantes.

Les *hémorragies rétiniennes* sont très rares chez l'indigène car, en dehors du cas signalé dans les lésions paludéennes, nous n'avons trouvé qu'une hémorragie, une vaste flaque située à la partie inféro-postérieure de l'œil chez un homme de 40 ans et qui ne semblait atteint d'aucune maladie pouvant être incriminée.

Deux hommes ont présenté de la *dégénérescence pigmentaire*; l'un était déjà presque aveugle et l'autre avait une héméralopie très prononcée.

Nous n'avons observé ni *décollement de la rétine*, ni aucune *tumeur* de cette membrane.

Nerf optique. — 32 cas de *névrite intra-oculaire* ont été notés, en plus des cas déjà cités d'origine paludéenne.

3 semblaient causés par le rhumatisme et 24 par la syphilis; 5 étaient d'origine inconnue.

Les *atrophies* d'origine inflammatoire sont assez fréquentes puisque, sur 31 cas de cécité causés par des affections du segment postérieur de l'œil, 10 présentaient ce genre d'atrophie. Plusieurs cas anciens que nous avions tendance, après interrogatoire de nos malades et de l'entourage, à mettre sur le compte d'accès pernicieux palustres, pourraient avoir été provoqués par des méningites. La méningite n'est pas rare à Madagascar et, avec notre ami et confrère, M. le Dr Monnier, nous en avons observé plusieurs cas en 1900 et parfois vérifié à l'autopsie l'exactitude du diagnostic.

Les amblyopies toxiques ne sont représentées que par trois cas d'origine nicotino-alcoolique. Aucun de ces malades n'était malgache.

Comme AFFECTION DE L'APPAREIL NERVEUX, il reste à signaler un cas d'hémianopsie homonyme droite chez une femme qui semblait atteinte d'une tumeur cérébrale.

Nous n'avons rencontré aucun cas d'héméralopie, de nyctalopie ni de dyschromatopsie qui ne fût symptomatique d'une lésion oculaire.

Nous avons recherché avec soin les affections oculaires ayant pour cause l'action de la lumière et de la chaleur solaires.

Nous n'en avons trouvé aucune. Dans trois cas cependant, des malades, à la suite d'insolations, ont présenté de l'amblyopie. Il s'agissait de vices de réfraction qu'ils avaient cessé de corriger ; des verres appropriés leur ont été donnés.

Il est vrai que l'indigène a un iris très foncé et que l'Européen, s'il est sensible au soleil, porte des verres protecteurs ; en outre, le casque abrite l'œil contre les rayons directs du soleil et contre la réverbération.

GLAUCOME, OPHTALMIE SYMPATHIQUE

Glaucome. — Nous n'avons observé chez les Malgaches que deux cas de glaucome chronique et un glaucome inflammatoire.

L'extrême rareté de cette maladie chez ces races colorées est à rapprocher de la constatation identique faite par Mora chez les noirs de Rio-Janeiro.

Cependant tous les indigènes ont des iris foncés; 80 °/. au moins sont des impaludés; 50 °/. environ présentent des antécédents syphilitiques; le rhumatisme n'est pas rare dans certaines régions et plus du tiers des Malgaches sont des hypermétropes.

Avec tant de conditions considérées comme favorables à son développement, une telle rareté de cette affection est vraiment étonnante. Le seul glaucome irritatif observé dans la colonie est précisément un myope si nous en jugeons d'après l'œil sain dont la réfraction est de — 0,75.

Voici d'ailleurs le résumé de cette observation qui nous a semblé présenter des particularités assez intéressantes.

Observation. — Raz..., Hova, âgé de 30 ans, fonctionnaire de l'enseignement, présente comme antécédents une syphilis héréditaire avec manifestation vers l'âge de 3 ans et du paludisme qu'il a contracté en 1902 et qui se manifeste tous les ans par quelques accès assez espacés. Il ne porte pas de stigmates d'ancienne kératite parenchymateuse mais c'est un des rares myopes de la colonie (OD = — 0,75). Il affirme que depuis un séjour qu'il fit en 1900 dans une école de France pour compléter ses études, ses yeux présentèrent une sensibilité telle à la lumière qu'il ne pouvait sortir au soleil sans faire usage de lunettes fumées très sombres.

En mars 1907, il apercevait, à certains moments, un brouillard intense devant son œil gauche; en avril celui-ci devenait douloureux et très enflammé. De cette époque à la fin de juin, il consulte plusieurs médecins qui lui prescrivent un traitement mercuriel et, à deux reprises, un collyre à l'atropine qui provoque chaque fois une crise violente.

Le malade m'est présenté le 14 juillet dès mon arrivée à Tananarive. OD est absolument sain; son champ visuel est normal,

OG présente une cornée dépolie, embrumée sur toute son étendue ; l'iris est à moitié dilaté, gonflé sur ses bords, décoloré, presque immobile. Le tonus = + 2. Le champ visuel est très rétréci sauf en haut ; l'acuité est très réduite. La zone périkératique est congestionnée et les douleurs sont violentes.

Nous proposons une iridectomie qui est acceptée, et, en attendant nos instruments, nous prescrivons un collyre à l'ésérine qui fait cesser rapidement la douleur. Une iridectomie large et qui guérit normalement est faite le 23 juillet. Le 27 août, le malade présente une cornée éclaircie, un tonus normal, toute inflammation a disparu mais la vision et le champ visuel ne se sont pas améliorés.

OD est toujours sain.

Résultats éloignés. — Le 10 janvier 1908, notre client est atteint de paludisme violent avec accès vespéral journalier : le 12 janvier l'œil opéré devient douloureux ; la cornée est embrumée et il y a un cercle de congestion périkératique très intense. Un traitement quinique est établi, un collyre à l'ésérine est instillé et, le 15 janvier, paludisme et symptômes oculaires ont disparu.

Du 30 janvier au 3 février, deuxième crise pareille, précédée et accompagnée d'accès paludéens et qui cède au même traitement.

Du 15 au 18 février, crise identique qui cède en trois jours à la quinine seule, sans collyre. Nous continuons les injections de quinine pendant dix jours.

La crise suivante n'a lieu que le 10 mars ; malgré un traitement intensif, il en a une le 30 mars, deux en avril et deux en mai tout aussi régulières et cédant au traitement quinique avec ou sans ésérine.

Depuis cette époque (mai 1908) l'œil de notre malade n'a rien présenté d'anormal jusqu'à ce jour. Pendant la mauvaise saison (janvier à juin 1909) il a cependant souffert d'accès de fièvre mais sans manifestation glaucomateuse. L'œil droit n'a présenté rien d'anormal.

Il a existé chez ce malade un rapport très étroit entre les crises glaucomateuses et les accès paludéens. Nous nous bornons à le constater.

Les deux malades atteints de *glaucome chronique* simple n'ont présenté rien de particulier. Il s'agissait de femmes très âgées ; la diminution progressive de l'acuité se faisait très lentement et elles ont refusé toute intervention.

Glaucome secondaire.— Cette complication est assez fréquente dans la colonie par suite des affections de la cornée et de l'iris.

A défaut de glaucome infantile dont nous n'avons observé aucun cas dans l'île, l'hypertonie secondaire provoque souvent chez l'enfant des ectasies très volumineuses.

Ophtalmie sympathique. — La moitié, au moins, des aveugles incurables que nous avons examinés à Madagascar, doit la perte d'un œil à l'ophtalmie sympathique. Dans la plupart des cas, l'œil sympathisant avait perdu toute sa vision ; très souvent il était même atrophié et son énucléation préventive très nettement indiquée par des poussées inflammatoires.

L'intervention est presque toujours acceptée par le Malgache, d'autant plus facilement d'ailleurs que le malade reste d'ordinaire étranger à la discussion et que c'est la famille qui prend une décision à son sujet.

Nous avons observé seize cas d'ophtalmie sympathique au début de leur évolution. Comme l'œil sympathisant avait perdu toute vision utile chez ces malades, son énucléation fut toujours pratiquée.

Le traitement médical appliqué comprenait des injections salées sous-conjonctivales, des applications chaudes, des frictions mercurielles et un collyre à l'atropine. Nous n'avons obtenu que trois guérisons.

Ce petit nombre de cas heureux est cependant suffisant pour justifier notre intervention chirurgicale.

L'ophtalmie sympathique, facile à éviter par une énucléation préventive, aboutit presque toujours à la perte de la vision, malgré les traitements, lorsqu'elle s'est développée.

TUMEURS MALIGNES. MALADIES DE L'ORBITE TROUBLES DE LA MOTILITÉ

Tumeurs malignes. — Nous n'avons observé à Madagascar, que cinq tumeurs malignes du globe de l'œil et quatre de l'orbite ou du nerf optique.

Les tumeurs du globe comprenaient :

Un sarcome mélanique de la conjonctive bulbaire, situé à la partie supéro-externe de l'œil, dans la zone scléro-cornéenne. Il était très adhérent à la cornée en avant et à la conjonctive en arrière. L'énucléation fut pratiquée : nous n'avons pas revu notre malade, un homme âgé de 22 ans.

Trois épithéliomas du limbe scléro-cornéen dont l'un, très volumineux, faisait, en avant de l'orbite, un relief de 4 à 6 centimètres. Le vitré était encore sain chez ce malade au moment de l'opération. Le ganglion préauriculaire était volumineux et fut enlevé. Six mois plus tard, il n'y avait pas de récidive.

Une tumeur très noire, développée dans la chambre antérieure entre l'iris et la cornée. Elle avait un pédicule partant du point d'insertion de l'iris. Il s'agissait d'un tirailleur qui n'accepta pas l'énucléation.

Les quatre tumeurs intra-orbitaires ont présenté trois fois un caractère commun: c'est de nous avoir fait commettre une erreur de diagnostic. Nous partions à la recherche d'une collection fluctuante, liquide, et nous rencontrons une fois un carcinome alvéolaire et deux fois du sarcome mou, situés très profondément et ayant exigé l'exentération de l'orbite.

Le quatrième cas, très facile à diagnostiquer, était un sarcome encore peu volumineux, sensible au doigt, développé chez un enfant de six ans. L'ablation fut faite et très largement. Il n'y a pas encore de récidive ; plus d'une année s'est écoulée depuis l'opération.

Le diagnostic anatomo-pathologique de ces tumeurs a été fait soit à l'Institut Pasteur de Tananarive, soit dans les hôpitaux par des camarades qui ont eu l'amabilité de mettre leur savoir à la disposition de notre incompétence. Nous les remercions de leur précieuse et savante collaboration.

Maladies de l'orbite. — La rareté de ces affections nous semble étonnante, surtout si l'on tient compte de la fréquence dans l'île de la syphilis et du rhumatisme.

Nous n'avons pas rencontré une seule inflammation de la capsule de Tenon.

D'ailleurs, en dehors des quatre tumeurs précitées, nous n'avons trouvé que huit cas de maladies orbitaires:

2 périostites chez des syphilitiques ;

1 destruction de l'unguis chez un dacryocystique ;

2 cas d'exostose de la partie externe de l'orbite et de la fosse temporale ;

2 exophtalmies par suite de dilatation variqueuse ;

et enfin 1 phlegmon de l'orbite suivi de décès. C'était un jeune homme atteint d'un érysipèle de la face.

Troubles de la motilité. — Très peu de malades ont présenté des troubles de l'appareil moteur de l'œil.

Les *paralysies* des muscles internes ou des muscles externes de l'œil ne comprennent que 11 cas dont 8 étaient nettement d'origine syphilitique.

Le *strabisme* est assez commun mais les malades ne s'adressent pas souvent au médecin : en l'absence de toute douleur et de tout danger pour la vision, la crainte du bistouri reprend son empire et le désir d'une figure plus avenante et, à plus forte raison, l'espoir d'une vision binoculaire souvent problématique, ne réussissent pas à la vaincre.

La myopie est rare, mais le strabisme divergent est commun même chez des hypermétropes. Il paraît parfois héréditaire et nous avons connu, à Fanovana, une famille où la mère, la tante qui était son unique sœur, et quatre enfants sur cinq présentaient du strabisme divergent.

Trois cas de *nystagmus oscillatoire*, deux indigènes et un soldat européen, se sont présentés à nos consultations. Ce dernier n'avait du nystagmus que lorsqu'il fixait attentivement un objet, par exemple en visant, pendant le tir. Sa réfraction et son acuité étaient normales.

L'un des indigènes était hypermétrope ; l'autre était atteint de kératite parenchymateuse légère de l'œil droit.

Nous avons parlé ailleurs des paralysies des paupières dont nous avons observé 18 cas.

MALADIES DE L'APPAREIL LACRYMAL

Nous n'avons observé qu'un seul cas de dacryoadénite qui semblait provoqué par le rhumatisme.

Les *affections inflammatoires* des voies lacrymales sont très fréquentes, même le phlegmon du sac. Celui-ci a eu trois fois pour cause des érysipèles de la face.

Mais la maladie la plus commune de l'appareil lacrymal, c'est la *dacryocystite chronique* avec rétrécissement du canal nasal. Le nez épaté des indigènes les prédispose certainement à cette affection. L'hypermétropie, considérée par certains auteurs comme une cause étiologique en vertu de la fatigue oculaire qu'elle provoque, se rencontre chez le tiers environ des malades.

Le traitement médical, souvent long et pénible dans cette affection, n'est pas toujours accepté par l'indigène qui réclame une intervention plus rapide et plus radicale. Pour éviter la fuite de nos malades et satisfaire leur impatience, nous avons commis de véritables abus opératoires et pratiqué l'extirpation du sac là où le traitement médical eût peut-être suffi. Nous n'avons pas à le regretter car nos 27 opérés n'ont présenté aucune complication et le larmoiement a toujours disparu en quelques semaines avec un simple collyre aluné.

Nous avons observé un *mucocèle* extrêmement volumineux chez une fillette de 8 ans, Razan..., opérée en octobre 1909 à l'hôpital d'Ankadinandriana. Le sac, bridé à son tiers supérieur par le tendon direct, présentait extérieurement le volume d'une amande. La tumeur avait respecté l'orbite et l'œil n'était ni dévié, ni gêné dans ses mouvements. L'enfant se plaignait de fortes névralgies de ce côté de la face. Il n'y avait pas d'asymétrie faciale et rien ne faisait prévoir le volume énorme de ce mucocèle.

A l'ouverture du sac, très largement faite et avec section du tendon direct, il s'écoule un flot de liquide citrin clair et filant. Une sonde cannelée, introduite dans la poche, nous montre que la tumeur occupait tout le sinus maxillaire et toute la partie supérieure de la narine droite.

Après un lavage de la cavité, nous faisons un drainage et un pansement sec. Ce traitement est renouvelé tous les deux jours. Le vingtième jour, la poche ne présente plus que 2 à 3 centimètres de profondeur dans toutes les directions et nous opérons facilement l'extirpation des parois du sac. Lorsque nous quittons le service, en novembre, la guérison était presque complète.

Vers cette même époque, un étudiant de l'école de médecine de Tananarive se présentait à nous avec une inflammation très douloureuse de l'œil gauche, ayant débuté brusquement la veille. Un examen attentif faisait découvrir, dans le canalicule supérieur, un bout de crin provenant d'une brosse. Cette soie, longue de 6 millimètres, très dure et très rigide, avait traversé la paroi du canalicule au point de rencontre de la branche horizontale avec la portion verticale. Cette pénétration dans les tissus s'était opérée sans doute sous l'action du frottement de l'œil pratiqué par le malade. Un demi-millimètre à peine faisait relief au méat.

RÉFRACTION

Dans un pays récemment ouvert à la civilisation et où les longues études étaient, jusqu'à ces dernières années, l'apanage de quelques privilégiés, l'examen de la réfraction oculaire nous a semblé mériter une attention toute spéciale.

Nous avons pratiqué un grand nombre de mensurations oculaires chez les indigènes et, pour étendre les limites de notre champ d'observation, nous avons employé les procédés suivants :

1° Nous avons examiné le plus de réfractions possible parmi les adultes qui se présentaient à nos consultations, même lorsque cet examen n'avait pas d'utilité pour l'établissement du diagnostic. Nous avons ainsi mesuré 1.450 réfractions chez des indigènes âgés de plus de 20 ans.

2° Nous avons pratiqué un grand nombre de mensurations oculaires sur les élèves des écoles normale et administrative que M. Renel, directeur de l'Enseignement, a bien voulu nous faire adresser par séries. A ce groupe nous ajoutons les élèves des écoles primaires officielles et des écoles libres de Tananarive qui nous ont été adressés pour des affections diverses et dont nous avons mesuré la réfraction.

Nous avons obtenu ainsi deux groupes d'observations, le premier ne comprenant que des sujets âgés de plus de 20 ans, et le second, des élèves âgés de 12 à 20 ans. Les résultats de nos observations sont très différents dans chacun de ces groupes que nous allons examiner successivement.

Indigènes du premier groupe. — L'examen de ces 1.450 indigènes âgés de plus de 20 ans nous a fourni des renseignements assez précis sur l'état de la réfraction oculaire avant l'occupation française et à ses débuts, mais, en tout cas, avant le développement de la scolarité intensive dans la colonie.

Le trait caractéristique de ce groupe, c'est l'extrême rareté de la myopie : nous n'en avons observé que 14 cas, tous inférieurs à 4 dioptries. Il s'agissait de 12 hommes, 8 évangélistes et 4 employés de bureau, et de 2 femmes, une brodeuse et une couturière.

L'astigmatisme (+ ou — 0.75 et au-dessus) ne comprend que 6 cas, tous hypermétropes et conformes à la règle.

Le nombre des hypermétropies supérieures ou égales à + 0.75 était de 536, soit plus du tiers des sujets examinés. Ce chiffre élevé explique la nécessité du port précoce de lunettes pour la vision de près par beaucoup de Malgaches.

La combinaison fréquente de l'hypermétropie et de la presbyopie a créé, chez les indigènes, une croyance due à une erreur d'appréciation causale. Il arrive que, vers l'âge de 50 ans, un hypermétrope de deux à quatre dioptries a besoin, non seulement de verres convexes puissants pour la vision de près, mais aussi de verres convexes plus faibles pour la vision nette des objets éloignés. Les indigènes, déjà étonnés de la nécessité d'augmenter périodiquement chez le presbyte la force des verres pour la vision de près, ont attribué, non à la diminution de la réfraction dynamique du cristallin, mais au port des verres correcteurs, cette marche progressive de la presbytie et la gêne qui survient plus tard dans la vision de loin. Par suite, ils acceptent difficilement dès le début le port de verres correcteurs, surtout si la presbyopie s'accompagne d'une légère inflammation à laquelle ils puissent attribuer la gêne de la vision.

Il nous a semblé que chez le Malgache, même emmétrope, l'insuffisance d'accommodation survenait à un âge moins élevé que la moyenne établie par les auteurs classiques. Nos observations à ce sujet manquent de précision par suite de l'ignorance de leur âge par la plupart des adultes, même par les lettrés.

Indigènes du second groupe (élèves). — Il comprend 882 garçons de 12 à 20 ans et 48 filles seulement. Nous avons moins de données sur les écoles de filles parce que nous n'avons examiné que la réfraction de quelques élèves adressées à la consultation pour des affections diverses.

Les 630 sujets examinés ont présenté :

38 myopies de $0^{D},75$ à 4 dioptries ;

209 hypermétropies supérieures à + 1 dioptrie ;

8 astigmatismes de + ou — 1 dioptrie ou au-dessus ;

375 yeux que l'on pouvait considérer comme emmétropes.

Parmi les myopes, 15 avaient le vice de réfraction plus prononcé du côté droit et 2 seulement de l'œil gauche. Il est fort possible que cette anisométropie particulière soit le résultat d'une mauvaise hygiène scolaire. Dans la plupart des classes, l'espace accordé à chaque élève est d'une insuffisance telle que celui-ci doit se placer de biais et ne peut poser le bras gauche sur la table à laquelle il ne présente que le côté droit du corps.

Une autre remarque que nous avons faite, c'est que tous les myopes observés avaient commencé leurs études de très bonne heure, vers 5 ans 1/2 ou 6 ans.

Tous nous ont affirmé qu'il n'y avait pas de myopes dans leurs familles et nous avons pu contrôler le fait dans quelques cas. Il sera intéressant de suivre l'évolution de la myopie parmi des indigènes aussi désireux de s'instruire que les Hovas. Nous sommes persuadé que le nombre des myopes augmentera très rapidement dans la colonie.

Acuité visuelle. — L'acuité visuelle des Malgaches paraît supérieure à celle de l'Européen lorsqu'il s'agit, en plein air, de juger de la nature d'un objet situé à une grande distance. Cette qualité de l'indigène provient sans doute d'une habitude plus grande à son pays montagneux, d'une éducation spéciale de son jugement visuel et peut-être d'une adaptation plus complète de son œil à la lumière vive de ses régions. Dans une chambre, en présence d'une échelle murale, il présente exactement la même acuité que l'Européen.

LES CAUSES DE LA CÉCITÉ

Nous avons examiné dans l'île 115 aveugles incurables venus demander des soins ou des certificats. Voici les causes de cécité observées chez ces malades :

Traumatismes	12
Variole	14
Ophtalmie des nouveau-nés.	9
Affections diverses de la cornée . . .	16
Maladies de l'iris	17
Maladies de la choroïde, de la rétine et du nerf optique.	31
Causes diverses ou inconnues (yeux atrophiés)	16

Il s'agit là de chiffres provenant d'une salle de consultation et qui n'indiquent nullement les proportions réelles des diverses causes de la cécité dans la colonie. Beaucoup de ces aveugles nous étaient, en effet, adressés par des médecins et ceux-ci devaient déconseiller un voyage, parfois long et pénible, aux malades qu'ils reconnaissaient nettement comme incurables.

C'est pour cela que nous croyons que les cas de cécité dus à la variole, à l'ophtalmie des nouveau-nés, aux affections de la cornée et aux blessures de l'œil sont relativement plus nombreux que nos chiffres ne l'indiquent.

Les traumatismes oculaires qui ont provoqué la cécité ont eu les causes suivantes :

7 éclats de pierre
3 brûlures par la poudre } chez des ouvriers mineurs ;
1 éclat de bois ;
1 grosse épine de cactus.

Chez sept de ces malades, le second œil avait perdu la vision par suite d'ophtalmie sympathique ; chez les autres, les deux yeux avaient été blessés.

Les dix accidents observés chez des ouvriers mineurs sont tous assez récents. Nous avons soigné en outre dix-sept maçons ou mineurs ayant perdu la vision d'un œil de la même façon et dont quelques-uns ont dû subir l'énucléation. Ces accidents, très nombreux par rapport au petit nombre d'ouvriers employés, deviennent de plus en plus fréquents. Ils pourraient être souvent évités par une surveillance sérieuse dans l'emploi des explosifs.

Nous avons classé dans les affections diverses de la cornée les sept malades devenus aveugles par suite d'ulcères infectueux causés par des grains de riz, et une femme indigène chez laquelle l'ulcère fut la conséquence d'une excoriation de la cornée faite par une graine de Bidens bipinnata (Tsipolatra, en malgache). Chez ces huit malades, le second œil avait été sympathisé.

Les autres cas de cécité d'origine cornéenne étaient dus à des ophtalmies ou à des ulcères.

Presque tous les iritis ayant amené la perte de la vision étaient d'origine syphilitique et par conséquent faciles à guérir par une médication locale et un traitement spécifique appliqués en temps opportun.

C'est aussi la chorio-rétinite syphilitique qui est la principale cause de cécité dans le groupe des maladies de la choroïde, de la rétine et du nerf optique.

Le dernier groupe comprend surtout des yeux atrophiés où le diagnostic causal n'a pu être établi. Il est cependant probable que, dans la plupart des cas, l'atrophie avait été provoquée par une affection de l'iris.

En somme, le nombre des aveugles à Madagascar nous paraît relativement peu élevé ; nous attribuons le fait à l'absence de la myopie et de ses complications et surtout au petit nombre des métiers fatigants ou dangereux pour la vue.

Certaines causes de cécité tendent à disparaître ou, tout au moins, à faire moins de victimes : la variole devient très rare depuis l'occupation française et les malades atteints de traumatismes ou de maladies de l'œil trouvent actuellement partout des médecins indigènes.

Par suite de l'absence de clinique ophtalmologique à l'École de médecine de Tananarive, ceux-ci peuvent parfois éprouver des difficultés pour établir leur diagnostic, mais ils ont toujours la ressource d'adresser leurs malades aux médecins européens établis dans les centres.

Comme la plupart des malades présentent des affections curables à leur début et que des soins éclairés leur sont actuellement assurés, le nombre des aveugles doit diminuer très sensiblement à moins que le développement économique de la colonie ne provoque la création de nouveaux métiers dangereux pour les yeux et que l'augmentation du temps de scolarité et des fonctions bureaucratiques n'amène l'extension de la myopie avec ses graves complications.

En tous cas, la civilisation aura modifié les causes de la cécité : elle les aura modernisées.

CONCLUSION

La seule conclusion qui résulte de cet exposé rapide des affections de l'organe visuel observées à Madagascar, c'est que la pathologie oculaire présente, dans notre colonie, de nombreuses particularités.

Voici le résumé des plus importantes :

1° Madagascar est peut-être le pays où le paludisme sévit avec la plus grande intensité et cependant les manifestations oculaires de cette maladie sont très rares et n'affectent que des formes cliniques peu variées. Toutes les lésions observées sembleraient avoir pour cause soit l'anémie palustre, soit des phénomènes toxiques.

2° Le trachome n'existe pas dans la colonie et l'on pourrait peut-être, en prenant des mesures rigoureuses, sauver l'île de la contagion.

3° Nous n'avons observé chez les Malgaches qu'un seul cas de glaucome irritatif. Cette maladie semble extrêmement rare.

4° Les indigènes sont tous hypermétropes ou emmétropes. La myopie est une exception que l'on ne rencontre que chez quelques élèves envoyés à l'école dès l'âge le plus tendre.

5° Nous n'avons pas observé de décollement de la rétine chez les Malgaches.

6° Les manifestations oculaires de la syphilis acquise sont moins graves qu'en Europe, sans doute à cause de l'absence de l'alcoolisme, du tabagisme et, peut-être, de la myopie. Tous les syphilitiques soignés étaient cependant des impaludés.

TABLE DES MATIÈRES

MAYENNE, IMPRIMERIE DE CHARLES COLIN

MAYENNE, IMPRIMERIE DE CHARLES COLIN

www.ingramcontent.com/pod-product-compliance
Ingram Content Group UK Ltd.
Pitfield, Milton Keynes, MK11 3LW, UK
UKHW020430230726
13925UKWH00004B/1681

9 782013 549141